AF239994

CONSULTATION MÉDICO-LÉGALE

A L'APPUI DE LA DEMANDE EN NULLITÉ DE MARIAGE

DE

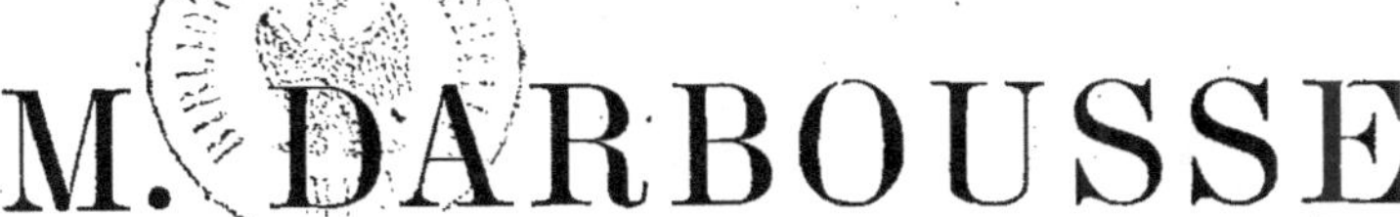

M. DARBOUSSE

Par le docteur Ambroise TARDIEU

PROFESSEUR DE MÉDECINE LÉGALE A LA FACULTÉ DE MÉDECINE DE PARIS

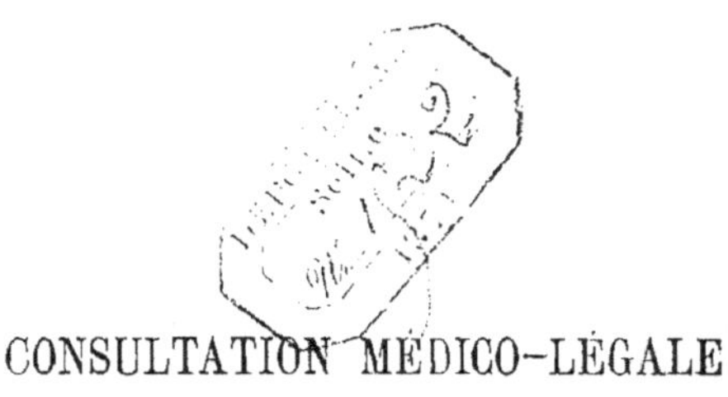

CONSULTATION MÉDICO-LÉGALE

A L'APPUI DE LA DEMANDE EN NULLITÉ DE MARIAGE

DE

M. DARBOUSSE

Par le docteur Ambroise TARDIEU

PROFESSEUR DE MÉDECINE LÉGALE A LA FACULTÉ DE MÉDECINE DE PARIS

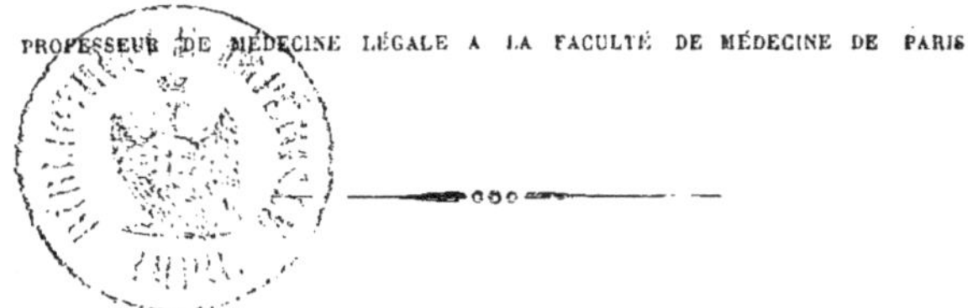

Appelé à donner mon avis sur les faits de la demande en annulation du mariage formé par M. Darbousse, je rappellerai premièrement l'origine de l'affaire et les phases qu'elle a traversées, et je m'efforcerai de poser plus nettement qu'on ne l'a fait, au point où elle en est aujourd'hui, la question de médecine légale qui la domine tout entière.

M. Antoine-Étienne Darbousse s'est marié, le 20 décembre 1866, avec une personne inscrite sur les registres de l'état civil sous les nom et prénoms de Anne-Justine Jumas, alors âgée de vingt-cinq ans et demi. La conformation physique de cette personne rend la consommation du mariage impossible ; mais, par des raisons que je n'ai pas à apprécier, M. Darbousse, bien que convaincu dès le premier jour qu'il avait été trompé sur le sexe véritable de la personne avec laquelle il venait de s'unir, ne se décida à demander la nullité de son mariage que le 8 mars 1869, deux ans et deux mois après l'avoir contracté.

La demande repose sur ce fait, allégué par M. Darbousse, non-seulement d'après ses propres observations, mais encore d'après les déclarations d'une sage-femme à l'examen de laquelle s'est soumise volontairement la prétendue dame Darbousse, que cette dame ne présente aucun des organes qui caractérisent le sexe féminin, qu'elle n'a ni seins, ni ovaire, ni matrice, ni vagin ; que son bassin est conformé bien plutôt comme celui d'un homme que comme celui d'une femme, et que, bien qu'âgée au jour de la requête de vingt-sept ans, elle n'a jamais eu ni règles, ni douleurs lombaires et abdominales périodiques.

Je laisse de côté le point de droit, sur lequel s'appuie, en outre, la demande de M. Darbousse. Celle-ci est accueillie par un jugement du tribunal d'Alais en date du 29 avril 1869, qui admet la preuve des faits articulés et ordonne que la personne dite femme Darbousse sera visitée et examinée par une sage-femme assistée du docteur Fabre, d'Alais, à l'effet de constater si elle est matériellement privée ou ne l'est pas de tous les organes naturels constitutifs du sexe féminin. — Ladite personne se refuse à cette visite, et il est fait en son nom appel devant la Cour impériale de Nîmes, qui, sur la production d'un certificat du docteur Carcassonne, par qui elle aurait, paraît-il, consenti à se laisser visiter, rend, le 29 novembre 1869, un arrêt dans lequel, se trouvant suffisamment éclairée sur le fait lui-même, la Cour réforme le jugement de première instance, et décide que la preuve offerte n'étant ni pertinente, ni admissible, c'est à tort que les premiers juges l'ont ordonnée.

C'est en cet état que la cause est portée devant la Cour suprême et que doivent être examinés les faits, non-seulement en eux-mêmes, mais encore au point de vue de l'appréciation qui a été faite par la Cour de Nîmes.

Il est un premier point, en principe, sur lequel tout le monde est d'accord, jurisconsultes et médecins, jugement du tribunal et arrêt de la Cour, c'est que le mariage est l'union légitime de l'homme et de la femme, et ne saurait être valablement contracté qu'entre deux personnes de sexe différent.

Il s'ensuit que pour prononcer sur une demande en nullité de la nature de celle dont il s'agit, il importe avant tout d'être fixé sur la conformation physique de celui des deux époux dont le sexe avait été faussement indiqué. Je reconnais, en effet, sans aucune hésitation, qu'il ne suffit pas d'établir par des allégations même non contredites et hors de toute contestation, que la consommation du mariage a été rendue impossible par suite d'un vice de conformation des organes sexuels de l'un des conjoints. Il faut, de toute nécessité, arriver à la démonstration et à la certitude de l'identité du sexe entre les personnes qui ont cru contracter mariage. Or, disons-le dès l'abord, l'identité du sexe en pareil cas n'implique pas la similitude de conformation apparente des deux individus, mais simplement chez l'un des deux l'absence des organes constitutifs du sexe différent et l'existence apparente ou cachée des organes essentiels du sexe commun. C'est donc là, on le voit, une pure question de fait, qui peut et doit être résolue par l'examen anatomique et physiologique de la personne suspecte.

L'intervention du médecin, indispensable en pareille matière, est parfaitement définie dans son objet, elle doit être en même temps parfaitement nette dans ses résultats. Le problème à résoudre se pose, en effet, dans ces termes fort simples : La personne épousée comme femme est-elle une femme mal conformée, impuissante et impropre à l'union sexuelle? Dans ce cas, il n'y a pas de cause de nullité au sens étroit que la loi a fixé. Est-elle un homme mal conformé offrant les apparences trompeuses du sexe féminin? Dans ce cas, le mariage n'a pu même exister et est radicalement vicié. Je n'admets pas qu'il y ait des êtres dépourvus de sexe et qu'il y ait lieu de prévoir cette troisième hypothèse. Il peut bien exister sur le même individu la réunion d'organes appartenant à la fois aux deux sexes. Mais c'est là une exception d'une excessive rareté et qui ne doit pas nous occuper ici. Ces cas, d'ailleurs, constituent l'hermaphrodisme vrai, dans lequel l'individu présentant les attributs des deux sexes est, en tout état de cause, incapable de se marier valablement, puisque, quel que soit le sexe de la personne à laquelle il serait uni, il y aurait toujours entre les deux identité de sexe, c'est-à-dire nullité du mariage.

Une expertise médico-légale est, on n'en peut douter, indispensable pour résoudre la double question que je viens d'indiquer. Et, tout d'abord, je dois faire remarquer que les motifs sur lesquels s'est appuyée la Cour de Nimes pour réformer sur ce point le jugement du tribunal

d'Alais qui l'avait ordonné ne sont nullement fondés. « Attendu, y est-il
« dit, que la preuve offerte n'établirait point que Justine Jumas n'appar-
« tient pas au sexe féminin, mais démontrerait tout au plus une con-
« formation vicieuse des organes de la génération qui la rendent impro-.
« pre à en accomplir les fonctions. » C'est là une pure hypothèse, un
préjugé que rien ne justifie, pas même la déclaration qu'aurait pu faire,
à un moment donné, M. Darbousse, naturellement ignorant des détails
anatomiques qui peuvent seuls porter la lumière dans les constatations
de ce genre. Mais il ne faut pas oublier les déclarations très-formelles
faites spontanément par la sage-femme qui, la première, a visité la dame
Darbousse avant que le procès ait été engagé, et qui eussent été bien
importantes à recueillir dans une enquête. Il est donc très-permis et
très-légitime de supposer que l'expertise eût pu démontrer précisément
le contraire de ce que préjuge la Cour de Nîmes, et l'on ne peut nier que
dans ce cas, suivant la remarque judicieuse de l'éminent professeur Va-
lette, « si les faits articulés étaient établis par l'expertise et par l'en-
« quête, la dame Darbousse ne serait pas une femme, et, dès lors, il
« faudrait bien reconnaître la nullité complète et absolue du prétendu
« mariage dont il s'agit. »

Mais il est bien évident que si la Cour s'est cru en droit de refuser
l'expertise et l'enquête, c'est qu'elle a cru posséder dans le certificat
du docteur Carcassonne la preuve de fait que, par une contradiction
singulière, elle n'a pas voulu autoriser de la part du mari, qui demande
à la justice de rompre une union impossible. « Les documents versés au
« procès et spécialement le certificat du docteur Carcassonne ne per-
« mettent point, dit l'arrêt de la Cour, de douter que l'appelante ne soit
« réellement une femme. » Là, du moins, pas d'équivoque, nous som-
mes bien sur le terrain du fait ; et, pour la Cour, la question est tran-
chée, il n'y a pas place au doute : c'est la certitude absolue. Cette situa-
tion franche est la meilleure que nous puissions souhaiter, car elle nous
permet d'examiner les éléments de cette certitude et de rechercher
quelle est la valeur du certificat du docteur Carcassonne.

La prétendue Dame Darbousse qui, par des motifs dont la responsa-
bilité lui incombe tout entière, a opposé à la décision du tribunal une ré-
sistance absolue, et s'est refusée à l'examen de la demoiselle Puejac, sage-
femme en chef de la Maternité de Montpellier, commise par le tribunal, a

consenti à se laisser examiner par un médecin de son choix, M. le docteur Carcassonne. Il y aurait lieu de s'en féliciter, car dans cette grave affaire les constatations matérielles forment la base nécessaire de toute appréciation, et les investigations d'un homme de l'art auraient pu apporter dans le débat des preuves et des éléments de jugement irréfragables. Par malheur, la pièce introduite par la famille Jumas n'atteint pas le moins du monde ce but, Elle est de tous points incomplète et insuffisante, et s'il est permis d'en tirer quelque induction, ce serait dans un sens précisément contraire aux conclusions du certificat et à celles de l'arrêt qui s'y est fié sans réserve.

Je crois utile de reproduire textuellement et dans son entier le certificat délivré le 5 novembre 1869 par le docteur Carcassonne :

« Madame Justine Jumas a toutes les apparences d'une personne du sexe féminin, les parties externes de la génération, mont de Vénus, grandes et petites lèvres, clitoris et ouverture du méat urinaire. Tout est conformé comme chez la femme, mais *il n'y a pas de vagin*, ou, du moins, ce conduit, *s'il existe*, est imperforé. Il suit de là que l'acte de la copulation *est impossible* et, par suite, la *fécondation. Les seins sont peu développés, le bassin peu large*, mais rien, du reste, ne rappelle le sexe masculin ni aucun de ses attributs. »

Pas un mot de plus. C'est en ces quelques lignes que M. Carcassonne résume les résultats de la visite à laquelle il a dû se livrer; et sur ces données si manifestement insuffisantes qu'il se croit le droit de fonder son opinion sur le sexe de la personne qu'il a examinée. Elle offre, dit-il, toutes les apparences du sexe féminin, mais comment concilier ce premier point avec l'absence de vagin, le peu de développement des seins et du bassin qu'il constate lui-même et qui sont bien de quelque importance pour donner les apparences du sexe féminin. Et comment le certificat est-il absolument muet sur la matrice et les ovaires, qui ne sont plus seulement les apparences, mais les organes constitutifs et essentiels du sexe féminin? Le médecin qui a visité la dame Darbousse a-t-il fait quelques recherches pour constater l'absence ou la présence de ces organes, ou bien a-t il oublié que c'est leur existence bien constatée qui permet seule de conclure en pareil cas. Ce certificat a cependant entraîné la conviction de la Cour, quoique négligeant les réalités fondamentales il se soit attaché à des apparences.

Mais ces apparences elles-mêmes que valent-elles ? Elles consistent, au dire du docteur L. Carcassonne et uniquement, dans l'existence de parties externes de la génération ressemblant à celles d'une femme, mais qu'il se borne à énumérer sans en donner la moindre description.

Or, c'est là précisément ce qu'on rencontre dans les cas de vice de conformation du sexe masculin décrites à tort sous le nom d'hermaphrodisme, et dans lesquels il y a à l'extérieur les apparences parfois presque complètes du sexe féminin et en réalité dans la profondeur des organes les caractères distinctifs de la virilité. Ces cas ne sont relativement pas rares et forment la très-grande majorité de ceux qui ont donné lieu à des erreurs sur le sexe et à de fausses inscriptions sur les registres de l'Etat civil souvent réformées par la justice.

Il y a quelques mois mourait à Paris, par le suicide, un pauvre malheureux, qui, élevé dans un couvent et dans des pensionnats de jeunes filles jusqu'à l'âge de vingt ans, admis aux examens et pourvu du diplôme d'institutrice, vit à la suite des circonstances les plus dramatiques et les plus émouvantes son état civil réformé par un jugement du Tribunal de La Rochelle, et ne put supporter l'existence misérable que son nouveau sexe incomplet lui imposa. Certes, dans ce cas les apparences du sexe féminin ont été poussées bien loin, et cependant la science et la justice furent contraintes de reconnaître l'erreur et de rendre ce jeune homme à son sexe véritable.

J'en citerai un autre exemple où l'autopsie a permis de démontrer anatomiquement combien sont vaines parfois les apparences et insuffisantes pour déterminer le sexe réel. M. le Dr Giraldès a rapporté dans les *Bulletins de la société anatomique* (tom. XIV, p. 260), le cas d'un individu qui présentait les parties extérieures d'une femme bien conformées, grandes et petites lèvres, vestibule, méat urinaire, fente vulvaire, clitoris un peu long, vagin rudimentaire de 9 centimètres de profondeur, mamelles développées, qui ressentait une certaine ardeur pour les rapports sexuels avec les hommes et chez lequel une dissection attentive fit reconnaître la présence de testicules retenus dans les anneaux et de canaux séminifères, témoins certains du sexe masculin malgré toutes les apparences de la femme.

Enfin il est arrivé plusieurs fois que des êtres semblables ont été enfermés à Saint-Lazare, et il n'y a pas bien longtemps qu'au dispensaire de la Préfecture de police, j'en ai vu un qui à seize ans perdu de débauche n'avait du sexe féminin que les apparences et était bien en réalité un jeune garçon mal conformé.

Je pourrais multiplier les citations de faits semblables. Il en existe un grand nombre dans la science et M. le Dr Léon Lefort en a réuni de très-remarquables dans sa savante dissertation sur les *Vices de conformation de l'utérus et du vagin* (Paris, 1863). Il serait hors de propos de les reproduire ici. Qu'il suffise de rappeler que par une déviation du développement normal et par suite de cette loi naturelle, aujourd'hui admise par tous que la formation des parties génitales externes est tout à fait indépendante de la formation des organes internes, il peut se faire que les organes génitaux internes les seuls essentiels soient ceux de l'homme, tandis que les organes externes sont ceux de la femme.

Est-ce à ce genre de déviation que doit être rapporté le vice de conformation dont est affectée la personne qu'a épousée M. Darbousse? C'est ce qui me reste à examiner.

Malgré l'insuffisance des constatations matérielles, et l'absence d'une expertise médico-légale sérieuse et complète, il n'est pas impossible de se faire à cet égard une opinion positive et de se prononcer avec les plus grandes chances de certitude.

Dans l'organisation de cette dame il est plusieurs points qui ne sont pas contestés et qui demeurent acquis aussi bien dans les articulations de M. Darbousse que dans le certificat du Dr Carcassonne. C'est d'une part au point de vue de la conformation générale, l'étroitesse du bassin qui reproduit les dispositions de celui d'un homme plutôt que de celui d'une femme, le développement très-peu considérable ou même nul des seins; l'absence du vagin; et d'une autre part au point de vue des fonctions essentielles de la femme le défaut absolu et originel non-seulement du flux menstruel mais encore de la fluxion périodique qui à défaut de la perte de sang caractérise par des douleurs abdominales et lombaires et par le gonflement des seins la crise mensuelle qui caractérise la femme. Une corrélation étroite unit cette double série de caractères négatifs chez la prétendue dame Darbousse. Et l'on peut affirmer que alors même que l'on n'aurait pas par une constatation directe obtenu la preuve qu'il n'existait chez cette personne ni matrice ni ovaire ainsi que l'a déclaré, après avoir visité madame Darbousse, la sage-femme dont le témoignage pourrait être recueilli; celle-ci résulte de l'absence totale des fonctions naturelles dont ces organes sont les agents nécessaires. Le bassin est celui d'un homme parce qu'il ne contient ni matrice ni ovaire, les seins ne sont pas développés parce qu'ils n'ont aucune part à prendre à la crise menstruelle, les règles ne se sont jamais montrées parce que les organes qui président à l'ovulation dont elles sont la manifestation extérieure, c'est-à-dire les ovaires n'existent pas.

On peut objecter qu'il y a des femmes qui n'ont jamais été réglées et qui cependant sont à tous les autres points de vue physiquement et organiquement bien conformées; mais précisément cette conformation en apparence normale fait défaut dans la personne qui nous occupe et qui n'ayant ni le bassin, ni les mamelles, ni le vagin d'une femme n'en doit pas avoir davantage les organes vraiment constitutifs, l'utérus et les ovaires. D'ailleurs ces femmes non réglées ont vu dans le plus grand nombre des cas les règles s'établir tardivement sous l'influence du mariage et ont même pu quelquefois devenir mères. Elles ne sont à aucun égard comparables à la dame Darbousse.

Quelques individus rangés dans la classe des hermaphrodites ont même présenté des apparences féminines plus marquées que cette personne, car nous en avons vu et nous en avons cité chez lesquels un certain développement des hanches et des seins joint à leurs habitudes féminines avait pu tromper bien davantage encore sur leur sexe réel.

Il me paraît donc tout à fait rationnel et légitime d'admettre, sauf vérification directe rendue impossible par le refus de la prétendue dame Darbousse et à laquelle ne supplée en aucune façon le certificat incomplet et erroné du docteur Carcassonne que cette personne ne possède en réalité aucun des organes essentiels à la constitution du sexe féminin, qu'elle n'a ni matrice, ni ovaires, qu'elle n'est pas femme en un mot.

Puisqu'elle n'est pas une femme, on en doit inférer si l'on veut bien se reporter aux considérations que j'ai exposées précédemment qu'elle est un homme, un homme mal conformé, mais un homme. La théorie de l'indifférence sexuelle ou de la neutralité absolue du sexe est absolument fausse. Si à la rigueur on peut la comprendre et la soutenir au point de vue fonctionnel, en tant qu'il y aurait chez un individu la double impuissance du rapprochement sexuel et de la fécondation, elle est complétement inadmissible au point de vue organique. Car il existe toujours

chez les individus de ce genre, quelles que soient les apparences des parties génitales extérieures, l'un ou l'autre ordre d'organes internes vérita-
blement constitutifs du sexe, testicules ou ovaires. Si des auteurs justement
estimés ont cru pouvoir accepter cette doctrine, ils ne l'ont fait
que sous la réserve que je viens moi-même de formuler. Ainsi Briand et
Chaudé dont l'opinion a été invoquée dans la cause actuelle ont pu écrire :
« Quelquefois les vices de conformation sont tels qu'il y a absence abso-
« lue de tout sexe. » Mais à la condition d'ajouter un correctif nécessaire
à cette proposition trop absolue pour être vraie ; ce qu'ils ont fait très-
explicitement dans la phrase qui suit : « Dans le cas d'hermaphroditisme
« neutre avec absence de sexe les individus *devront être regardés comme*
« *étant du sexe masculin* puisqu'on n'observe pas chez eux des parties
« génitales féminines et que l'absence des caractères de virilité ne dépend
« alors que de l'absence ou de l'atrophie des testicules. » Tel est pour
moi le cas de la personne à laquelle a été par erreur uni M. Darbousse.

Chez elle, il est bon d'en faire la remarque, la disposition des parties
externes qui ne reproduit d'ailleurs que d'une manière fort imparfaite l'apparence des parties sexuelles de la femme, ne peut à aucun degré être donné
comme la preuve qu'elle appartienne en réalité à ce sexe. Car dans tous
les cas de prétendu hermaphrodisme en même temps qu'il existait des
testicules cachés dans l'abdomen ou retenus dans les anneaux on trou-
vait le pubis recouvert de poils, la peau qui eût servi à envelopper les
bourses divisée par une fente longitudinale en forme de grandes lèvres,
le membre viril atrophié et réduit parfois aux plus petites dimensions
simulant le clitoris, le méat urinaire s'ouvrant au-dessous de cet ap-
pendice et enfin un cul de sac ou un infundibulum plus ou moins pro-
fond à la place du vagin absent. De ces divers caractères pas un seul
n'est un indice suffisant du sexe réel, et surtout du sexe féminin : c'est
sur eux cependant, sur eux seuls qu'on s'est fondé pour admettre et
soutenir que cette prétendue dame Darbousse est une femme, tandis que
tout concourt à démontrer qu'elle fait partie de cette classe d'individus
dont les organes vicieusement conformés appartiennent au sexe masculin et qui ne peuvent en aucun cas être mariés à un homme sans que
cette union soit entachée d'une radicale nullité.

Il reste une dernière hypothèse à examiner. Si cette personne est at-
teinte d'un simple vice de conformation des organes génitaux et qu'elle

soit néanmoins une femme, en quoi consisterait ce vice de conformation ? Évidemment en une absence ou une imperforation du vagin, ainsi
que le constate le docteur L. Carcassonne. Il y aurait là une cause de
stérilité ou, plus encore, une impuissance sexuelle absolue, mais non
une monstruosité du sexe lui-même. Mais il est facile de voir que l'on ne
saurait s'arrêter à cette hypothèse. En effet, l'imperforation, et même
l'absence du vagin, n'implique pas en général l'absence des autres organes sexuels, pas plus des parties externes que de la matrice et des
ovaires ; elle n'implique pas davantage la conformation masculine du
bassin et des seins, et encore moins la suppression de la fluxion menstruelle périodique, conditions qui sont celles de la prétendue dame Darbousse et qui suffisent à prouver qu'elle n'est pas affectée d'un vice de
conformation simple, ainsi que l'a supposé d'une manière toute gratuite
l'arrêt de la Cour de Nîmes ; vice de conformation contre lequel l'art
n'eût pas été désarmé, qui eût pu être l'objet d'un traitement chirurgical
approprié et eût pu disparaître en laissant revivre la femme, s'il y avait
eu une femme dans l'épouse de M. Darbousse.

CONCLUSION.

En résumé, de l'exposé des faits et de la discussion qui précède, je
n'hésite pas à conclure contrairement aux énonciations sur lesquelles
est fondé l'arrêt de la Cour impériale de Nîmes du 29 novembre 1869,
que :

1° L'expertise médico-légale et l'enquête ordonnée par les premiers
juges auraient pu démontrer chez Justine Jumas, devenue épouse Darbousse, autre chose qu'une conformation vicieuse des organes de la génération qui la rendrait impropre à en accomplir la fonction ;

2° Les déclarations personnelles verbales ou écrites du sieur Darbousse ne peuvent avoir une valeur décisive au point de vue de l'état
organique de la personne à laquelle il a été uni par le mariage ; cet état
ne pouvant être déterminé que par un homme de l'art pourvu des con-
naissances anatomiques et physiologiques nécessaires, et par des cons-

tatations matérielles auxquelles il était et ne pouvait pas ne pas être étranger.

3° Les documents versés au procès , et spécialement le certificat du docteur Carcassonne n'autorisent en aucune façon à penser que ladite dame Darbousse soit réellement une femme.

4° Tout, au contraire, dans ces documents aussi bien que dans le certificat précité, concourt à démontrer que cette personne n'est pas une femme affectée d'un vice de conformation quelconque des organes sexuels, mais que, par sa constitution générale aussi bien que par la déviation spéciale de sa conformation sexuelle, elle appartient, en réalité, au sexe masculin.

5° Enfin, entre elle et M. Darbousse il existe non pas seulement impossibilité de rapprochement, mais identité de sexe.

A. TARDIEU.

Paris, le 17 février 1870.

PARIS. — IMP. VICTOR GOUPY, RUE GARANCIÈRE, 5.